Das Buch

Wie sieht das Leben aus, wenn man als beinahe einziger in einer rauschgewohnten Gesellschaft keinen Alkohol mehr trinken darf? Was erlebt man und vor allem: was nicht, wenn man nurmehr Wasser trinkt, während alle anderen sich allabendlich ausgelassen zuprosten? Benjamin von Stuckrad-Barre erzählt mit klarem Blick vom Zauber des Rauschs und der Melancholie des Wassertrinkers.

Und dann führt er den Gegenversuch durch, indem er am Weltnichtrauchertag eben nicht aufhört, sondern seinen Tagesablauf als Raucher protokolliert: jede einzelne den Alltag rhythmisierende Zigarette bis zur tagbeschließenden spätabends auf dem Balkon.

Nüchtern

Benjamin von Stuckrad-Barre

NÜCHTERN

am weltnichtrauchertag

Kiepenheuer & Witsch

FSC
www.fsc.org
MIX
Papier aus verantwortungsvollen Quellen
FSC® C013736

Verlag Kiepenheuer & Witsch, FSC®-N001512

1. Auflage 2016

Umschlaggestaltung und -motiv: © 4000
Überschriften im Innenteil: © 4000
Autorenfoto: Olaf Heine
Gesetzt aus der Mercury Text
Satz: Felder KölnBerlin
Druck und Bindung: Kösel GmbH & Co. KG, Krugzell
ISBN 978-3-462-04960-2

Ihr sagt »Prost!«, ihr sagt »Cheers!«, ich sage »Nein, danke«. Morgen früh werde ich ein Gewinner sein; einstweilen aber, jetzt, heute Abend, liegen die anderen vorn, stehen zwar dicht gedrängt um mich herum, sind dennoch uneinholbar weit entfernt. Sie haben einen Vorsprung von mindestens drei Gläsern, und da kommt schon wieder ein Tablett. Nein, danke. Haben Sie auch Wasser? Gute Kellner nicken auf diese Frage in einer Weise, die nicht anders verstanden werden kann als: Ja, schon, aber warum?

Morgen früh werde ich mit klarem Kopf den Tag beginnen, das ist ein Vorteil, dann; jetzt aber eindeutig ein Nachteil. Der klare Kopf ist abends gar nicht erwünscht, kriegt alles mit und deshalb an einem solchen Trinkabend überhaupt nichts, er kann nicht folgen, sieht sich haltsuchend um und nimmt immerhin zur Kenntnis: Alle anderen haben einen Mordsspaß. Und ich, ich tue so, als ob.

Der Sommer ist vorbei, alle wieder da, lange nicht gesehen, jetzt fallen sie sich in die Arme, erzählen einander – »wie war dein Sommer?« – ihren Sommer. Mein Sommer, wie war der, nüchtern betrachtet? Das ist, wie man so sagt, schnell erzählt, somit als abendlicher Gesprächsbeitrag ganz und gar unattraktiv.

Kellner, mitleidig: »Und Sie bleiben beim Wasser?«

Ich bleibe dabei. Er wird mich dazu, wie so viele andere auch, noch häufig befragen heute Abend, wie jeden Abend. Ungläubig oder ironiewitternd: »Wasser?« Schockiert oder beleidigt: »*Wasser?*«

Jaja, Wasser, für mich nur Wasser.

Die anderen haben eine große Auswahl, dabei folgt jeder einem individuellen Berauschungspfad, dosiert in Abwägung von Wirkungserfahrung und heutiger Zielsetzung; im genau richtig erscheinenden Augenblick von weißem zu rotem Wein wechseln, maskulin beim Bier oder feminin beim Champagner bleiben, mal einen Espresso zwischenschieben, schließlich das Finale mit dem Umstieg auf Wodka einläuten und zugleich verlängern, der Drink-Umstieg eröffnet eine andere Ebene, der

Alkohol samt des ihn sich Zuführenden greift dann noch mal anders an, ach, der gesegnete Autopilot des Trinkers – und ich stehe da also alleingelassen im Stimmungserdgeschoss mit meinem Wasser, für mich geht es weder heiter rauf noch schwungvoll runter, ich habe maximal die Wahl zwischen still, medium und prickelnd. Da mal variieren? Läppisch. Also, bitte noch »eins mit«, mit Kohlensäure nämlich. Funky.

Passiert ist eigentlich noch nicht viel, seit ich hier angekommen bin, vorhin, was heißt vorhin, meinem Gefühl nach etwa Ende der 70er-Jahre.

Zeit für die nächste Runde – Zeit für mich, unauffällig auf die Uhr zu gucken, in der kläglichen Minimalhoffnung, vom Ergebnis positiv überrascht zu werden; die den anderen durchs Trinken zugänglichen Dramaturgie-Etappen bleiben mir verschlossen. Ich höre jede Wiederholung, sehe jede Ungeschicklichkeit, vor allem meine eigene, suche Logik, wo deren Aufhebung ersehnt und betrieben wird, langweile mich (und andere!) frühzeitig, erlebe alles in erbarmungsloser Echtzeit, nüchtern ist man in jedem Moment Braunschweiger Atomuhr: Eine Minute dauert 60 Sekunden, eine Stunde vergeht niemals wie im Flug, und die Zeit scheint auch nie stillzustehen.

Wie oft und wie sagenhaft viel überall gesoffen wird, fällt einem erst auf, wenn man selbst gar nichts mehr trinkt. Mit einem Wasserglas in der Hand wird man, weil der Nichttrinker automatisch als dubios empfunden wird, an einem gut flirrenden Abend hin und wieder nach dem Grund für dieses immerfortige Wassergetrinke gefragt; da schwingt die Bitte mit, doch vernünftig zu sein und also mitzutrinken, und diese Frage wird häufig angeleint mit einem nachgestellten, beinahe pietätvollen, mich immer anekelnden »Wenn ich fragen darf« oder – nachdem geklärt ist, dass es sich um Wasser handelt in meinem Glas, ja, genau wie vorhin und genau wie in einer Stunde: Wasser – mit der widerlich behutsamen Nachfrage: »Schon immer, oder …?«; die vielsagende Pause nach dem »oder« gilt es dann gemeinsam zu genießen. Meine Kurzerklärung lautet: Ich habe es mal eine Weile lang übertrieben und lasse es deshalb jetzt vorsichtshalber komplett bleiben.

Da ploppt ein Korken, ein Mädchen kommentiert dieses verheißungsvolle Geräusch: »Sie spielen unser Lied!«, die Gläser der Umstehenden werden dieser neu erschlossenen Alkoholquelle entgegengereckt, so wie die Schnäbel von gerade geschlüpften Vogelküken, wenn die Vogelmutter mit frischen Würmern heimgeflogen kommt. Der Ausschenkende bewegt den Flaschenhals nun auch auf mein Glas zu, wird der abweichenden Glasform und meiner defensiven Gestik gewahr, kurzer Augenkontakt: Nein? Nein. Ein Trinkspruch wird formuliert, die Gläser werden klingend aneinandergestoßen, da darf ich auch mitmachen, wobei mein unstimmiges Wasserglas von den anderen spürbar gebremst angetippt wird, unter Vorbehalt, Wasser zählt nicht so richtig; jetzt hier Wasser zu trinken, ist so wie Paralympics, also schon toll, dass es das gibt, natürlich, aber irgendwie doch seltsam.

»Ach, richtig, du trinkst ja nichts« – Pause, großer Alkoholschluck meines Gegenübers, und weiter: »Beneidenswert!«

Morgen werden diese Beneidenswert-Heuchler mir, der ich wieder vor allen anderen das Feld geräumt haben werde, dann ungebeten, in gedämpftem Beichtstuhlton mitteilen: Es ging noch ziemlich lang, weißt ja, wie das ist, aber du hast nicht groß was verpasst. Das ist in jeder Hinsicht falsch, denn ich weiß eben nicht mehr genau, wie das ist, und natürlich verpasse ich etwas, jedes Mal. Wenn ich aufbreche zu einem Zeitpunkt, da alles noch Ouvertüre ist und die große, viel später erst entflammende Nachtherrlichkeit bloß andeutungsweise auflodert, wenn ich also vorzeitig abhaue, einfach, weil ich dann für den Fortgang der Dinge so wenig tun kann wie er für mich, ahne ich zwar, wie es diesmal ungefähr werden wird, es gibt Anhaltspunkte für gewisse Regelmäßigkeiten, aber gerade die regelbestätigenden Ausnahmen machen ja jeden Rausch sinnvoll, man muss ein paar Nieten ziehen, um zwischendrin mal einen Hauptgewinn abzuräumen; mir entgeht, daran zweifle ich nie, so manches.

Doch das Trinken der anderen führt mich in keinerlei Versuchung, im Gegenteil, nichts ist trübseliger als ein Abstinenzlerkonvent, lasst Betrunkene um mich sein, nur nehme ich diese Abende so gänzlich anders wahr. Wenn um einen herum ein gewisses Maß an Grundbetrunkenheit erreicht ist, kapiert man als Nüchterner einfach nichts mehr, und zwar lange bevor das allgemeine Gelalle losgeht; man kommt nicht mehr mit, die anderen denken zu schnell oder zu langsam, und das magische Paradoxon in verbindlichstem Ton erzeugter, zugleich völlig unverbindlicher Momentwahrheit ist nur trinkend und betrunken in ganzer Schönheit erfahrbar. Der Reiz der sich permanent wiederholenden, nur in Nuancen das bereits Gesagte variierenden Ausführungen erschließt sich dem Nüchternen nicht, sein Widerspruchsimpuls ist von naiver Ungeduld: Aber das wurde doch längst festgestellt, so weit waren wir doch schon! Ein typisches Betrunkenengespräch ist schließlich gebaut wie ein Meisterwerk der klassischen Musik, mit mal sich entfernenden, dann wieder annähernden Umkreisungen eines Grundthemas –

der Nüchterne aber denkt, die Platte habe einen Sprung.

Zu bestimmten Anlässen, deren Inhalt und Zielsetzung der Vollrausch ist, werde ich – und das kommt mir sehr entgegen – gar nicht mehr eingeladen. Ich kann das gut verstehen. Denn auch wenn ich das gar nicht beabsichtige, störe ich ja den Suff der anderen. Ich stehe da rum als nüchterne Antithese, und die braucht kein Mensch. Ich stehe da leider auch als personifiziertes Über-Ich mancher Säufer, die dann zielgerichtet mir ihr Herz ausschütten, auch wenn es sich in den meisten Fällen wohl, genauer gesagt, um die Leber handelt.

Ich nehme zur Abwechslung jetzt mal ein heißes Wasser. Ist drinkartiger, man stürzt es nicht so runter. Fataler Fehler: »Ah, Detox?«, fragt sofort irgendjemand komplizenhaft, gefolgt von der üblichen Suada:

Mal entgiften, super Sache, muss ich auch mal wieder machen, ich fahre einmal im Jahr nach Asien, so richtig mit Ayurveda und so, hier kriege ich das einfach nicht hin, wobei mir das guttun würde, ich bewundere, wie du das schaffst, blablabla. Der nüchtern schwer erträgliche Geständniszwang der anderen: Betrunkene haben zwischendurch immer mal so Plateaus des Innehaltens, da stoßen sie drauf an, künftig weniger zu trinken. Ich drehe mich dann schnellstmöglich weg, zu gut kenne ich die sich so anbahnenden Gespräche; ich muss nicht nach Asien fahren, um nichts zu trinken, das ist mein Vorteil, an dem halte ich mich jetzt fest, und an meinem Wasserglas. Geht mir nicht auf die Nerven, macht es einfach oder lasst es bleiben, aber erzählt mir mit euern Brauseschädeln bitte nichts von den Vorteilen des Nüchternbleibens.

Wenn Flucht unmöglich ist und das meine Ausgrenzung manifestierende Lobpreisen meiner singulären Nüchternheit aus den lallenden Köpfen gar nicht mehr aufhört, lege ich jene Dynamitstange unter das Gespräch, die noch besser kommt, wenn man mit dem Gegenüber per Sie ist, und weil also mein Gegenüber jetzt allzu einfühlsam wird, lockere ich diese Kitsch-Attacke mit der Wahrheit auf: »Wissen Sie, wenn ich jetzt was trinke, dann muss ich höchstwahrscheinlich direktanschließend auch wieder haufenweise verbotene Drogen nehmen, der Alkohol war bei mir nie so das Problem, es waren die Substanzen, die als harte Drogen bezeichnet werden, und in meinem Hirn ist das offenbar miteinander verknüpft, der eine Rausch würde, einmal hereingebeten, dem anderen mitteilen, wo der Schlüssel ist, und flugs würden die mir gemeinsam die Bude auf links drehen.«

Da senkt er peinlich berührt den Kopf, als sei er versehentlich mit einer Clownsnase auf einer Beerdigung erschienen, Verzeihung, ich wusste ja nicht, tut mir leid. Und, darauf noch einen Schluck, im Übrigen, das wisse er sehr wohl, sei ja auch Alkohol eine Droge, zweifellos, da müsse man – noch einen Schluck – höllisch aufpassen.

Diese Art Gespräch lenke ich stets zügig auf sicheres, den anderen nicht zu ausgreifenden Reflexionen seines eigenen Trinkverhaltens nötigendes Bekenntnisterrain meiner individuellen Alkoholtrinkunfähigkeit: Mein Fehler! Keine Empfehlung, nur mein Fehler. Wohl, genauer gesagt: Wohlsein und Prosit jedem, der es verträgt. Wenn einer aber zu penetrant insistiert, kann ich jederzeit auch allenginsbergsch raunen: Ich habe sie gesehen, die besten Köpfe meiner Generation, in den Kliniken. Denen wurden Rasierwasser, Mundspülung und Parfum weggenommen. Ist ja überall Alkohol drin. Echt wahr, die Leute trinken zum Schluss Rasierwasser. Und in der Entzugsklinik stolpern sie dann mitten in der Nacht in irgendein Zimmer, gucken indolent aus ihrem vollgepissten Pyjama und wissen kaum, wer sie sind, geschweige denn, in welcher Stadt und welchem Jahrzehnt sie sich aktuell befinden. Unschön. Allerdings bin ich hier nicht der Informationsstand des Bundesgesundheitsministeriums, weitergehen, hier gibt es nichts zu sehen, ich trinke nur einfach keinen Alkohol.

Den letzten Schluck habe ich mir gut gemerkt, zehn Jahre her, das letzte Bier. Ein Gemäldetitel, den Übergang zur Periode der Neuen Sachlichkeit markierender Zyklusabschluss: Das Letzte Bier. Weit hinten in meinem Kopf, in einer Ecke, an der ich nicht täglich entlangdenke, hängt dieses Gemälde, hat schon Staub angesetzt, untertags übersehe ich es leicht, aber nachts, in besonderen, aushäusig verbrachten Nächten, fällt manchmal das Mondlicht darauf, und ich betrachte kurz dieses Bild. Es zeigt mich selbst, im Bordbistro, auf dem Weg in eine Klinik, vor mir dieses titelgebende letzte Bier, und hinter mir, man sieht's mir auf dem Bild deutlich an: harte Zeiten. Nach langem Hin und Her das wirklich letzte Bier, vorerst. Bis heute.

Das lernte man in der Klinik als Erstes, nicht »für immer« zu sagen, das wäre gleich viel zu abschreckend, unmachbar; wer großspurig »für immer« sagt, unterschätzt den Gegner und nimmt meiner Erfahrung nach schon Anlauf für einen Rückfall. Der Abhängige lernt: heute nicht. Und morgen für den morgigen Tag dasselbe entscheiden, aber eben erst morgen, eins nach dem anderen. Bei den Anonymen Alkoholikern gibt es diesbezüglich eine Art liturgischen Gesang, aber da gehe ich nicht mehr hin, das war mir einfach zu kaputt da. Wie ein Hund, der nicht mehr ins Wohnzimmer kacken soll, mit der Nase in die eigene Scheiße gepresst zu werden, nein danke. Ich hänge sehr dem Einzelkämpferkitsch an, und diese Veteranentreffen betonten aufs Deprimierendste immer wieder nur diese uns alle einende, sämtliche anderen Wesenszüge demgemäß planierende Gemeinsamkeit. Da beginnt dann der ganz gewöhnliche Vereinsstumpfsinn. In manchen Metropolen wird ein ziemliches Tamtam darum gemacht, die Treffen der Anonymen Alkoholiker oder Narkotiker werden als glamouröser Seitenarm des Nachtlebens empfunden, voller Stolz sagt man dort, als hefte man sich selbst einen Orden an für außerordentliche Verdienste im Betäubungsmitteldienst: Ich gehe jetzt zum Meeting! Mir schien es wie eine Fortsetzung der Abhängigkeit, das alles ein ums andere Mal und dann nochmal und nochmal zu besprechen. Da verstehen einen alle so gut? Ich gehe nicht so gern an Orte, an denen ich alle und alles verstehe, zu allem

Überfluss auch noch von allen verstanden werde, da kann ich auch gleich zu Hause bleiben und habe noch im Selbstgespräch funkelndere Dispute. Was dort so genervt hat, war der permanente Zuspruch, man applaudierte einander für jeden Wortbeitrag, ja für die bloße Anwesenheit, mir war das zu religiös. Bei den Anonymen Narkotikern, wo es noch spezieller um meine Grundthematik ging, hatte diese Zombiezusammenkunft zusätzlich das Aroma von Knasthofrundgang, man dachte an den Zeitungsberichtsklassiker nach Beerdigungen von Rotlichtbezirksgrößen oder Rockerclanchefs: Da saßen also nun soundsoviele Jahre Gefängnisstrafe in der Kapelle. Und ein paar tablettenabhängige Frauen mittleren Alters, die ängstlich ihre Handtaschen umkrallten. Als Abschreckung indessen haben diese Treffen für mich gut funktioniert, der Blick in die zerfurchten, erloschenen Gesichter war ein unverstellter Ausblick auf meine eigene Zukunft für den Fall, dass ich jetzt nicht endlich sämtliche Rauschmittel mied. Denn das immerhin war zu erahnen beim Anblick dieser Menschruinen: Da war mal was, bei jedem Einzelnen, bevor die desindividualisierende Abhängigkeit ihnen unerbittlich und unterschiedslos alle Ichkraft ausgetrieben hat.

Nichts gegen Selbsthilfegruppen, vielen hat das schon geholfen, wunderbar; mein diesbezüglicher Selbstversuch jedoch ergab, dass sich die beiden Wörter Selbsthilfe und Gruppe für mich zu keinem stimmigen Kompositum fügen. Ich musste es anders hinkriegen, allein, und zwar indem ich einfach nur sage: Für mich auch heute bloß Wasser. Da capo al fine, wie auch immer dieses fine beschaffen sein mag, Klinik oder Grab, heute jedenfalls keinen Alkohol für mich. Am Anfang habe ich die Tage, dann die Wochen des Nüchternseins gezählt, schließlich Monate in den Colt eingeritzt.

Dann Jahre. Mittlerweile verpasse ich sogar den Jahrestag, ich denke gar nicht mehr darüber nach, meistens.

Ich vermisse den Alkohol nicht, aber gelegentlich habe ich das Gefühl, er vermisst mich. Oha, wird es da jetzt gefährlich, suchttherapeutisch? Eigentlich nicht. Ich habe meine nichtnüchterne Zeit in so plastischer Erinnerung, das hält noch eine Weile als Warnschild. Das Gemälde »Das Letzte Bier« kann jederzeit auch als Prophezeiung für »Mein nächstes Bier« betrachtet werden – wie auch immer es wieder anfinge, genau so würde es wieder enden.

Ich schaue mich um, es wird jetzt lauter, schneller, amüsanter, einfach immer besser, bemerke ich, ohne selbst etwas davon zu spüren, die Gläser klingen, die Korken knallen, der Abend nimmt Fahrt auf, nur nimmt er mich nicht mit.

So muss sich ein ehemaliger Fußballspieler fühlen, der jetzt als Experte im Fernsehen die Viererkette erklärt: Da muss er viel früher ... Hier sieht man, wie er nicht aktiv genug stört ... Die Verteidigung muss hoch stehen ... Du musst gegen den Ball ... Wir haben damals ... In so einer Situation denkst du ...

Alles sehr richtig, alles sehr theoretisch – und völlig nutzlos in der Gegenwart, entscheidend ist aufm Platz, und ich stehe hinter Glas in der Expertenkabine.

In meiner – wie es bei so Altfußballern immer heißt – »aktiven Zeit« habe ich die Nüchternen nie gemocht; sie haben mich nicht groß gestört, aber mit ihnen zu reden war vollkommen unersprießlich an so Abenden, das hat mir nix gebracht, und was nix bringt, gehört abends zur Seite geschubst. Eben so, wie jetzt ich. Ich bin der Missklang, der Geisterfahrer, das Funkloch. Mein nüchterner Kopf entzoomt das Gewühl, zieht das Bild in eine Totale und denkt: In diesem Bild hat unser Zeichner einen Fehler versteckt, finden Sie ihn? Dieser Fehler bin ich selbst. Während ich gewissermaßen die Dreharbeiten beobachte, erleben die anderen diesen Abend als einen fertig abgemischten Film, mit effektsteigernder Musik drunter, mit Zeitlupen, Weichzeichner und allem; ich aber sehe die Mikrofongalgen ins Bild hängen, die Windmaschine, das Pappmaché, höre jeden Versprecher und muss mir alles angucken, was im Schneideraum der Erinnerung bei den anderen später gnädig (zur Not brutal: per »Filmriss«) rausgeschnitten wird. Wenn man hackedicht ist, verdichtet sich alles. Den Betrunkenen scheint die Sonne, wo mich ein schnöder Scheinwerfer blendet.

Noch ein Wasser, bitte. Durst habe ich natürlich überhaupt nicht mehr nach dem inzwischen etwa zwölften Glas, aber es ist einfach besser, auch etwas in der Hand zu haben. Trinken meint im Zusammenhang mit »was trinken gehen« ja immer Alkohol, und nie Wasser, logisch. Wollen wir was trinken gehen, das heißt: zusammen saufen gehen. Es gibt Menschen, die meisten eigentlich, mit denen geht man lieber »was trinken« als »was essen«. Trinken ist unverfänglicher, beiläufiger, was trinken kann man immer gehen, außer mit mir mit fast jedem, es ist die zwangloseste aller Verabredungsformen. Schade drum. Anders als beim Essengehen sitzt man nicht eingekeilt im Einzelgesprächsknast, man steht an der Bar, da herrscht Publikumsverkehr, permanent ist Bewegung drin, das ist unterhaltsamer, sowieso sind im Stehen geführte Gespräche automatisch essenzieller und besser, und es ist ganz normal, sich auch mal abzuwenden und anderweitig mitzuplappern, Ankunft und Aufbruch sind informeller; an einem Bar-Tresen ist wirklich alles viel einfacher. Mit mir geht aber niemand »was trinken«, denn während »Wir waren ein Bier trinken« oder »Wir haben zusammen ein Fläschchen geköpft« eine abgeschlossene Erzählung ist, von vornherein, und keiner weitergehenden Erklärung bedarf, ist »Ich war mit Benjamin ein Wasser trinken« noch kein Selbstzweck, da muss dann echt was kommen. Und deshalb wollen die Leute mit mir leider immer eher »mal was essen« als »was trinken« gehen, wobei das gemeinschaftliche Essengehen für einen Nichttrinker noch viel anstrengender ist als das für ihn weitgehend witzlose Trinkengehen: Ohne Alkoholunterstützung dauert es unerträglich lang, ich muss all die gastronomischen Verzögerungstricks, die den Alkoholkonsum befördern sollen, mit halbwegs geistreichem Gespräch füllen, eine Qual von Beginn an, allein schon dieses Wegwinken der vom Kellner feierlich überreichten Weinkarte und das daraufhin beleidigte Weingläserabgeräume. Wer nicht trinkt, mindert den Umsatz, und mit den Getränken machen sie den Gewinn – mit mir also nicht. Wenigstens da ergeht es mir wie dem Trinker, wie er fühle ich mich vom Kellner verstanden, nur eben andersherum, indem dessen hochgezogene Augenbrauen mich fragen, was ich hier eigentlich will, wenn ich doch nichts trinke. Eine überaus berechtigte Frage. Wenn es dann überstanden ist, wird es kurz noch mal richtig furchtbar beim Bezahlen. »Wir zahlen getrennt« ist ein Niederlageneingeständnis für jeden Abend, doch bei der besoffenschlamperten Kostenvergemeinschaftung »Machen Sie alles auf eine Rechnung, wir schmeißen dann einfach zusammen« subventioniere ich den Suff der anderen. Oder ich muss eine letzte Kränkung und zusammenfassende Akzentuierung meines Außenseitertums ertragen, »Ach, deine paar Wasser«, und dann wird quälend langwierig speziell für mich der ermäßigte Versehrtensatz errechnet. Nein, lieber bezahle ich den vollgültigen Trinkertarif, mit dem habe ich gewissermaßen das volle Programm abgegolten, also auch das Amüsement, das ich gar nicht hatte, aber wenn ich dafür bezahlt habe, dann war da vielleicht doch was?

Sosehr das Nichttrinken in mein Unterbewusstsein eingedrungen und mir zur Selbstverständlichkeit geworden ist, so gibt es doch Situationen, in denen ich mich erinnere: Stimmt, an dieser Stelle war Alkohol immer extrem hilfreich. Wenn etwas geschafft ist, und sei es nur man selbst. Wenn Smalltalkflaute herrscht; wenn man am Urlaubsort ankommt; wenn die Sonne untergeht. Wenn man unverhofft einen alten Freund, nach langer Zeit, wiedersieht. Monogeschlechtliche Zusammenkünfte. Wenn man das Gespräch mit einer

Dame sucht und ums Verrecken nicht findet. Als Verstärker aller möglichen Stimmungen.

Gründe gab es viele, und am schönsten war natürlich immer das ganz grund- und anlasslose Trinken, am besten schon nachmittags. Da tat sich dann vor einem so eine gewisse Weite auf, oder auch Verengung. Erst anregend, dann beruhigend, zuletzt sedierend; so, wie Alkohol eben wirkt.

Das Gute am Alkohol war, fand ich immer, dass er hin und wieder das Unwahrscheinliche begünstigte. Dann doch mal geredet, und zwar gut, gut geredet mit einem, den man eigentlich für einen Idioten gehalten hatte. Dann doch noch, was soll's denn auch, mitgekommen dorthin, wo man eigentlich nie hinwollte, und siehe da, es war gut dort. Mitunter deprimierend ist, dass man durch das Nichttrinken Abende ziemlich exakt planen, ja im Grunde sogar deren Verlauf detailliert vorhersagen kann. Zumindest glaubt man das, wohlwissend, dass in den Extremen bevorzugt die Dummheit nistet und gedeiht. Jeder Absolutismus zeitigt Verblödung, leider also das Niemalstrinken genauso wie das Immertrinken, und vor diese Wahl gestellt, habe ich mich für die bekömmlichere Variante entschieden; es zu dosieren, wenn man es mal lang genug übertrieben hat, das ist ausschließlich was für wahre Könner, mir ist es schlichtweg zu riskant. Das habe ich so ähnlich schon mal weiter oben im Text gesagt, oder? Sehen Sie, wären wir nur alle betrunken, dann wäre uns das jetzt gar nicht groß aufgefallen.

Welche alternativen Ventilfunktionen haben Sie, fragt der Therapeut, den ich anfangs wöchentlich aufsuchte, mittlerweile nur noch alle paar Monate. Man muss ja bei einer solch signifikanten Verhaltensänderung im Gehirn neue Trampelpfade einlatschen, damit die alten nach und nach zuwuchern können. Der Alt-Fußballer-Experte in mir weiß: Da müssen sich neue Automatismen einspielen. Welchen Resetbutton also kann ich drücken, anstelle des Rauschs, wenn mir alles auf die Nerven geht? Ich gehe gern laufen, davon kriege ich gute Laune, sage ich dann immer. Was man eben so sagt. Man sagt es einmal, man sagt es zweimal, irgendwann sagt man es reflexhaft, und vielleicht stimmt es dann schon gar nicht mehr, einmal zu oft gesagt, ist es irgendwann nur noch eine Behauptung, eine zurechtgelegte, im Windkanal des häufigen Gebrauchs erprobte Plausibilität. Was sage ich da? Ich sage: 80 Minuten durch den Berliner Tiergarten, danach geht es mir gut, der Körper verausgabt, der Kopf stoßdurchlüftet, fast wie nach einer zünftigen Saufnacht. Der Therapeut nickt, nicht beifällig, er bewertet ja nicht, wie er immer wieder betont, wenn es mal brenzlig wird, und wir sind lang hinaus über das Stadium, in dem ich Ermutigung brauchte für das Nüchternbleiben, Lob der Etappensiege. Auch das Wort Saufnacht lässt ihn nicht mehr aufschrecken. Ich sage das aus maximaler Distanz, Distanz zum Saufen, möglicherweise inzwischen auch zum Therapeuten, diese Plauderstunden wären vielleicht gar nicht mehr nötig, aber ich habe sie gern, sie helfen mir bei viel Diffizilerem als dem bloßen Nüchternbleiben: bei den Nervereien der Ebene, der Bewältigung von Alltäglichem. Die Art der Probleme ändert sich, wenn man aufhört zu trinken, aber es sind natürlich immer noch genug übrig.

Aufzuhören mag schwerfallen, nichts zu trinken aber ist dann in der Folge ziemlich leicht. Man lässt es einfach, und nach einer Gewöhnungsphase denkt man gar nicht mehr darüber nach. Gar nix zu trinken bedeutet immer dasselbe: Nein, danke. Null bleibt null. Kann man sich gut merken.

Anfänglich hatte das Nichttrinken eine euphorisierende Wirkung. Plötzlich bekam ich so viel mit, die vormals durch den Alkohol zuverlässig vorsortierten Außenreize fluteten ungedämpft auf mich ein, es war wie ein abrupter Frühlingsausbruch nach endlosem Wintergrau, die allseitige nächtliche Aufschauklung ergriff auch mich, ganz ohne Betankung mit dem konventionellen Treibstoff. Ich hatte, so erschien es mir vorübergehend, das Perpetuum Mobile erfunden, ich konnte immer weitermachen und dennoch am nächsten Tag frisch und ohne hirnlähmendes Überhangmandat den Tag angehen. Das ist vorbei, die Euphorie ist weg, zumindest stellt sie sich inzwischen sehr viel seltener ein, auch weil ich kaum noch an solchen Abenden teilnehme, denn meistens gelingt es eben nicht, und man steht bloß bräsig herum und verwaltet sich als Fremdkörper im Getose. Klappt es aber doch mal, hat man die Vorteile ohne die anschließenden körperlichen Nachteile, das ist die berühmte »Rauscherinnerung«. Ein schönes Wort. Mein Therapeut hat es mir so erklärt: Angetriggert durch die drumherum sich aufladende Atmosphäre erinnert sich das Gehirn an den Rausch als solchen, ahmt den Rausch der anderen nach auf Basis abgespeicherter Rauscherlebnisse, und dann rauscht man also – obzwar völlig nüchtern – mit den anderen mit. Das ist nicht ungefährlich, da muss man auf der Hut sein, dass nicht eins zum anderen führt und die Rauscherinnerung das Suchtgedächtnis aktiviert, doch wenn es glückt, ist es herrlich.

Wobei natürlich eins fehlt, und zwar das Heldenhafte des Rauschs. Diese forciert fahrlässige Selbstverstümmelung, dieser doch auch heroische Akt, auf den morgigen Tag zu pfeifen, den gegenwärtigen Nachtmoment über alles zu stellen; die dynamisierende Übereinkunft: Wir trinken alle, wir feiern diesen Abend und bekräftigen diese totale Momenthingabe auch durch Inkaufnahme einer Beeinträchtigung unserer Kraft für den morgigen Tag. Dieser Exzessturbo bleibt mir versagt; wenn alle anderen in diesen Gang hochschalten, rastet bei mir der Leerlauf ein.

Natürlich kommt es hin und wieder vor, dass mir Alkohol regelrecht aufgedrängt wird, dass irgendeinem Normaltrinker mein striktes Nichttrinken keine Ruhe lässt, jetzt komm schon, hab dich doch nicht so und so weiter. Ich verstehe das. Diese durchaus gängige Rücksichtslosigkeit, die es manchem Abstinenzler unmöglich macht, an abendlichen Zusammenkünften teilzunehmen, empfinde ich manchmal sogar als recht wohltuend. Ja, es ist ein Affront, nicht mitzutrinken, und so sehr ich mich bemühe, mein Wasser niemals demonstrativ zu bestellen und zu trinken, kann es jederzeit als Provokation aufgefasst werden, und mir ist lieber, dass darauf aggressiv reagiert wird statt mitleidig. Es gibt da nichts mitzuleiden, mir geht es besser so. Die Trinksprüche »Zum Wohl« und »Prosit« ernst zu nehmen, bedeutet für mich: Wasser.

Nicht ein Gläschen? Nur eins, zum Anstoßen? Nein, kein zum Gläschen verniedlichtes Alkoholglas für mich, und eins schon gar nicht, eins ist ja ganz zwecklos. Wenn ich am Alkoholtrinken etwas immer verachtet habe, so ist es das sogenannte maßvolle Trinken. Vernünftig trinken wohl gar noch, Rausch ohne Reue? Amateure! Was »leicht angeheitert« genannt wird, nenne ich Bausparerrausch, fast so absurd wie alkoholfreies Bier. Das alkoholfreie

Bier verstehe ich wirklich nicht. Des Geschmacks wegen? Ach, komm! Da ist es nicht mehr weit bis zum andachtsvoll zerschlürften »guten Glas Wein«; analog dazu sprechen ja auch insbesondere Wenigleser gern vom »guten Buch«, das sie angeblich gern lesen, dabei ist doch klar, dass man auch ganz viele schlechte Bücher lesen muss, um die guten zu erkennen. Ein Glas Wein – wozu? Diese Aromen? Das ist Glasschwenkkennertum, Jahrgangsgeschwätz, Verkostungstristesse.

Lächerlich fand ich immer die dem sozial anerkannten maßvollen Trinken schrill entgegenstehende Formulierung »sinnlos betrinken«. Alkoholtrinken ist entweder immer oder aber nie sinnvoll, hat jedenfalls immer ein Motiv, und schon der erste Schluck bahnt den Weg zum Ziel: dem Rausch. Wenn es darum nicht geht, worum dann? Wenn etwas »sinnlos« ist, dann: ein bisschen zu trinken. Man trinkt, um eine

Wirkung zu erzielen, eine Rauschwirkung. Um ein bestimmtes Level zu erreichen, dieses dann durch systematische Nachdosierung zu halten und schließlich per gezieltem Abschuss seinem gerechten Ende zuzuführen. Der Rausch nämlich hat auch seine Rechte, einmal angeflirtet, will er mehr, bis zum Ende, so ist er nun mal, der Rausch. Es, wenn man das so sieht, besser bleiben zu lassen, das Alkoholtrinken, ist eine Entscheidung, die meine Krankenkasse durchaus begrüßt.

Oh, jetzt muss ich wirklich los, denn eben habe ich aus einem Frauenmund die Schwalleröffnung gehört, die für mich stets ein deutliches Signal zum Aufbruch ist: »Ich bin so ein Mensch, der ...«

Wenn das losgeht, dass die Leute einander darlegen, was sie so für Menschen sind, so ganz generell, muss ich immer sofort gehen. Aber mein Nebenmann will unbedingt noch unser von ihm als gut empfundenes Gespräch (in dem mein Wortanteil sich beschränkt auf »Ja, stimmt«, »Echt? Interessant!« und »Hast recht«) fortführen, momentan spricht er so rührend konzentriert, wie es nur komplett Betrunkene tun, er spricht mit mir, als sei ich ein Verkehrspolizist, der ihn rechts rangewunken hat, und hält mich am Arm fest, nein, sich an meinem Arm fest, um Schwung zu holen für eine Nachbestellung Richtung Barkeeper, mit dem Schlachtruf, den ich fürchte:

»Machst mir noch einen Letzten?«

Es ist der jetzt ungefähr siebte noch eine Letzte, und ich verstehe ja, was damit gemeint ist, kann das, so sehr es mich quält, zumindest theoretisch nachvollziehen: in die Nachspielzeit gehen. So wie alle wichtigen Fußballspiele grundsätzlich um drei Minuten verlängert werden, und wenn die verstrichen sind, kann es sogar immer noch weitergehen, vielleicht der letzte Angriff jetzt, vielleicht aber auch erst der vorletzte.

Aber da ich nicht einen hatte, kann ich ja auch nicht noch einen haben, nur einen noch, einen letzten, aber einen kleinen, stopp, nicht so viel, huuuups, ach, komm, eine Flasche, alle zusammen, das schaffen wir schon.

Ich muss gar nicht auf die Uhr gucken, um zu wissen: Zeit, zu gehen. Bei den anderen geht es jetzt erst los und immer weiter. Doch sobald bemerkt wird, dass ich zu gehen beabsichtige, wird mir vorwurfsvoll von irgendwo ein Glas entgegengehalten, »Ich habe doch noch was im Glas!«. Immer hat einer noch was im Glas, und ist dieses leer, hat ein anderer gerade ein frisch gefülltes in der Hand, und wieder wird das Ende verschoben. So kann das stundenlang weitergehen.

Da saust einer vorbei und fragt: Bei dir alles gut? Und ich verstehe, nüchtern wie ich bin, diese Frage ganz falsch, nämlich wörtlich, und meine differenzierte Antwort ist ein absoluter Situationskiller, die einzig richtige Entgegnung wäre natürlich gewesen: Alles super, bei dir auch? Darauf er: Logisch! So haben die Gespräche zu verlaufen, Betrunkene kennen die besten rhetorischen Abkürzungen.

Die unvermeidbare nächste Etappe ist die den Abend abermals verlängernde Erörterung der Frage, ob man nicht noch woanders hingehen solle, dort weitertrinken. Mir recht, da kann ich diskret ausscheren und verschwinden, das fällt gar nicht auf im nun einsetzenden Gruppierungsgewimmel: Wer nun schon mal vorgeht und von dort einen Lagebericht durchgibt, wem seine selbstattestierte Fahrtauglichkeit ausgeredet werden muss, wer dann mit wem im Taxi nachkommt, und wer hingegen findet, es sei verrückt, hier jetzt wegzugehen, denn gleich kommen von woanders noch die und die. Ich schließe mich zum Schein irgendeiner Abordnung an und biege dann unbemerkt zum Taxistand ab, denn seit ich nichts mehr trinke, gehe ich grundsätzlich nicht mehr »noch mit woanders hin«, es bringt einfach nichts. Als letzte Ehrerbietung an die Richtigkeit all der rauschherbeiführenden Maßnahmen bin ich so höflich, unhöflich zu verschwinden, so grußlos es eben geht, bin gleich wieder da, ich komm gleich noch zu euch da, nur mal kurz an die frische Luft, selbstverständlich reden wir nachher noch in Ruhe. Mein Abgang soll niemandem den Gewissenskonflikt »Bleiben oder Gehen?« aufdrängen, außerdem möchte ich von niemandem zum Bleiben überredet oder gezwungen werden, auch bin ich nicht interessiert an einer Kommentierung meines frühen Aufbruchs. Mir hat das ohnehin schon wieder alles viel zu lang gedauert.

Früh am nächsten Morgen gehe ich joggen, wie immer begegnen mir dabei einige taumelnde Nachtzerstörte, die noch gar nicht im Bett waren. Die Nacht ist vorbei, aber sie halten sie noch in den Händen, es soll nicht aufhören, es soll noch ein bisschen weitergehen. Sie gucken mich an, und ich kann den Blick genau lesen, erinnere mich noch bestens daran, wie prima sich das immer anfühlte, vollends erschöpft und doch noch lang nicht am Ende zu sein, wenn um einen herum die Stadt erwacht, sich auf der richtigen Seite zu wissen, da jetzt einfach nicht mitzumachen, ja, und ich weiß auch, was sie denken mit Blick auf mich, den morgendlich Sporttreibenden: Kalendersklave, Gesundheitsidiot, Leistungsträgerarschloch, Kernarbeitszeittrottel, Leberwerteprahlhans, Dienstnachvorschriftblödmann, Bruttosozialproduktsdepp.

Zwar kann ich mich durchaus daran erfreuen, zuhause und unzerrädert aufgewacht zu sein, das Handy nicht verloren zu haben, die EC-Karte nicht sperren zu müssen und den Haustürschlüssel nicht tranbedingt in Mülleimer oder Briefkasten geworfen zu haben. Und doch denke ich nicht: Dies also ist meine »alternative Ventilfunktion«, laufen statt saufen, was bin ich doch vernunftbegabt. Keineswegs. Ich nicke den Nachtbezwingern lächelnd zu, ziehe das Lauftempo an und denke: Ihr habt recht, ich habe recht, und manchmal verbringen wir einen tödlich langweiligen, absolut großartigen Abend zusammen. Prost, Leute, weiter so.

weltnichtrauchertag

07:20

Im Stehcafé, erste Zigarette des Tages. Schlechter Kaffee, Zigarette gut wie immer, am Nebenstehtisch interessantes Gespräch zweier Bauarbeiter über »Germany's Next

Top Model« und Probleme mit einer Sickergrube. Durchs Rauchen sind wir Komplizen, Feuerzeug leihen, gemeinsamer Aschenbecher. Wer morgens raucht, meint es ernst damit. Wir stehen hier im Scheißwetter, weil wir rauchen wollen, wir rauchen gern, das Wetter ist egal. Die Orte, an denen wir uns notgedrungen versammeln, können gern immer noch randständiger werden, je ausgegrenzter diese Raucherecken sind, desto besser ist die Stimmung dort. Notgemeinschaftsromantik.

07:31

Zweite Zigarette, Zeitungslektüre. Heute, so lese ich, ist Weltnichtrauchertag. Ich schaue meine Zigarette an, denke über das Rauchen nach. Irgendwann mal aufhören? Sicher. Heute Abend wäre eine gute Gelegenheit, ich muss eine neue Schreibwohnung besichtigen, die nur an Nichtraucher vermietet wird. Ich schaue sie mir trotzdem an. Es gibt einen Balkon, dort darf man rauchen, und vielleicht regelt der Mietvertrag ja auch, wann man ins Bett gehen muss und wie oft pro Woche man Fleisch essen darf? Die Wohnung liegt in meiner Lieblingsstraße, ich bin noch nicht sicher, ob ich den Vermieter anlügen oder wirklich in diesem Sommer tagsüber nur auf dem Balkon rauchen werde. Raumspray? Aufhören? Vielleicht, ambivalente Hoffnung, ist die Wohnung ja auch gar nicht schön, dann soll eben jemand anders dort nicht rauchen.

08:07

Noch ins Kaffeehaus, die öffnen später, können sich das erlauben, weil ihr Kaffee so viel besser ist – dritte Zigarette, Schachtel bald leer. Draußen sitzen, unterm Vordach, die Heizstrahler glühen, heute ist der 31. Mai, ich trage eine Mütze. Als Raucher muss man die Wettervorhersage bei der morgendlichen Kleiderwahl mitbedenken, weil man aufgrund des Nichtraucherschutzgesetzes so oft draußen ist, an der sogenannten frischen Luft, was ja wiederum gesund ist.

China, so steht es eingedenk des Nichtrauchertages in der Zeitung, hat prozentual die meisten Raucher, nirgends sonst sei das Rauchen noch derart ungeächtet, Nichtraucherschutz existiere praktisch nicht. Da kommt einem natürlich der große China- und Wasnichtalles-Experte Helmut Schmidt in den Sinn, der mit Blick auf China ja die Menschenrechte gern als etwas Relatives darstellte, als westlichen Modegag; für Helmut Schmidt war das Rauchen wahrscheinlich das einzige weltweit verbindliche Menschenrecht, und solange die Chinesen so unbehelligt rauchen dürfen, sollte man es mit anderen Einschränkungen dort nicht so eng sehen. Helmut Schmidts Rauchen habe ich immer als sehr unangenehm empfunden, alles daran. Die Rücksichtslosigkeit, die ausgestellte Undiszipliniertheit, Ketterauchen in einer Art, die wörtlich übersetzt nichts anderes bedeutete als: Ihr könnt mich alle mal. Die Sadomasodeutschen liebten ihn dafür, sie lassen sich traditionell gern anschnauzen und folgten also bereitwillig Schmidts seltsamem Missverständnis, »Hanseatentum« sei ein Synonym für schlechtes Benehmen.

Besonders abstoßend auch, wie gerade die Menschen, die sonst bei jedem Zigarettenrauchwölkchen einen hysterischen Anfall bekommen, es dann bei Helmut Schmidt ganz wunderbar fanden, dass und wie unablässig er rauchte, er war ein Maskottchen des Regelbruchs, ein Schutzheiliger sowohl aller einfältigen Raucher, als auch all derer, die Raffinesse allein bei der Urlaubsplanung entlang sogenannter Brückentage und beim Bescheißen der Hausratversicherung entwickeln und generell gern jede Mühsal von anderen erledigt wissen, sogar die Selbstzerstörung. Schmidts Rauchen wurde anders beurteilt als das all der anderen Raucher, Helmut Schmidts Rauchen galt als wagemutiger Widerstand gegen die Gesundheitsdiktatur und wurde ihm als Charakterstärke ausgelegt. »Der darf das«, sagten bei SPD-Veranstaltungen seine Parteifreunde mit frivolem Unterton und erfreuten sich am Applaus-Gelächter, das ihnen jede Äußerung über Helmut Schmidts Rauchen verlässlich einbrachte. Triste Bande.

Wurde er einmal mehr in seiner Eigenschaft als rauchend raunender, allwissender Kotzbrocken befragt und gefeiert, waren die Menschen stets sehr angetan, weil er so schön unhöflich war und die ganze Zeit nur auf seine Zigaretten starrte, während er uns volllaberte. Dann noch ein bisschen Schnupftabak, dazu Kaffee mit ungesund viel Zucker, und die Leute flippten aus vor Begeisterung.

Es gibt einen zwirbelbärtigen Fernsehkoch, dessen Studiopublikum sich immer wahnsinnig freut, wenn er etwas zu viel Butter verwendet, schöööööön bissssken Buuuuuutter, sagt er, hobelt einen dicken Klotz ab, schmeißt ihn in die Pfanne, und dann gibt es kein Halten mehr. Dieser Mann mit seinen Wirtschaftswunderbutterportionierungen ist der Helmut Schmidt der Fernsehköche, allerdings hat er bessere Laune, weil er wiederum sein Rheinländertum überinterpretiert. Als Koch soll er eher mittelmäßig sein, aber die unzeitgemäß maßlose Butterverwendung macht ihn zum Helden, und insofern ist es auch ganz logisch, dass die überschaubar grandiose Kanzlerschaft Helmut Schmidts im Nachhinein als eine »große« bewertet wird. Kurt Georg Kiesinger hätte einfach noch etwas älter werden müssen und noch viel mehr Zigarren rauchen, am besten im Fernsehen, dann würde man sich seiner heute wohl anders erinnern.

08:52

Kiosk, zwei Schachteln, 12 Euro. Pro Tag rauche ich etwa eine Schachtel, mal etwas mehr, mal etwas weniger. Im Schnitt also 6 Euro pro Tag, somit pro Jahr, Moment, 2.190,- Euro. In zehn Jahren dann – ja, es summiert sich. In zehn Jahren rauche ich nicht mehr. Ich habe erst sehr spät angefangen, wirklich täglich zu rauchen, vor wenigen Jahren. Dass das sehr dumm war, weiß ich auch. Aber es macht Spaß.

08:53

Im Gehen die nächste Zigarette, es ist die vierte heute.

09:02

In meiner Arbeitswohnung leere ich zuerst mal den Aschenbecher, das mache ich nie abends, weil ich immer Sorge habe, dass ein Schwelbrand im Mülleimer entsteht. Kalter Rauch? Riecht es hier nach Zigaretten? Nein. Vielleicht doch, aber ich rieche das ja nicht. Raucher haben einen deutlich reduzierten Geschmacks- und Geruchssinn. Wenn man in Berlin lebt, sind das zwei unbestreitbare Vorteile.

09:05

Am Schreibtisch gibt es so viele Momente, die sich eignen zum Zigarettenanzünden: Computer anmachen, herrlicher Zigarettenmoment. Mails lesen, wunderbar mit Zigarette. Dann einen unfertigen Text öffnen, vorm Weiterschreiben das Begonnene lesen, mit dem frischen Blick des neuen Tages erkennen, was sofort geändert werden muss, wo man weitermachen kann und wie. Automatisch der Griff zur Zigarettenschachtel. Innehalten, konzentrieren, gleich werden die Hände etwas anderes zu tun haben, schreiben nämlich, aber kurz davor ist es die beste Aufwärmübung, wenn sie jetzt eine Zigarette halten, anzünden, zum Mund führen, zum Aschenbecher, hin und her, der Kopf ist schon im Text, die Hände kommen dann gleich hinterher, noch haben sie anderweitig zu tun. Wenn man am Schreibtisch direkt losraucht, wird es rasch unübersichtlich im Aschenbecher. Ich habe schon eine Zigarette im Mund, vertiefe mich alsdann jedoch so sehr in den Text, dass ich vergesse, die Zigarette anzuzünden. Nun ist der Filter zu feucht, das mag ich nicht, ich lege sie zum Trocknen und tippe los.

09:36

Nummer 5. Rauche ich vielleicht doch deutlich mehr als eine Schachtel pro Tag? Es kommt auf den Tag an. Aber heute sieht es nach mehr aus. Manchmal, wenn es zwei Schachteln werden, tut mir der Kopf vom Rauchen weh. Aber sonst? Ich gehe drei-, viermal in der Woche joggen, jeweils mindestens eine Stunde, meistens frühmorgens, nur ganz selten rauche ich vorher schon eine, aber auch das geht. Ich laufe relativ schnell, habe keine Atemprobleme, bleibe nie hustend stehen. Als Nichtraucher wäre ich vielleicht noch viel schneller, mag sein.

Könnte ich aufs Rauchen verzichten? Ich muss es ja permanent, die Möglichkeiten sind in den letzten Jahren sehr eingeschränkt worden, in Restaurants, Cafés, Taxis, Flugzeugen, in der Bahn – überall ist das Rauchen mittlerweile verboten. Warum wird man in Flugzeugen eigentlich immer noch per Lautsprecherdurchsage belehrt, dass »auf diesem Flug das Rauchen nicht gestattet« ist? Auch im Flughafengebäude darf man nicht mehr rauchen, sehr schade, da gab es immer so viele Anlässe, sich eine anzuzünden: in der Warteschlange, am Gepäckband, vor und nach der Sicherheitskontrolle, nach Durchsage der diesmal zu erwartenden Abflugverzögerung. Hat man mehr als ein Feuerzeug im Handgepäck, was einem Raucher häufig passiert, muss man die überschüssigen in eine blaue Tonne werfen – danke dafür, Terroristenarschgeigen.

An manchen Flughäfen gibt es Raucherkabinen, ich habe es ein paarmal probiert, aber so gern ich auch rauche, dort geht es nicht. Keine Werbekampagne des Gesundheitsministeriums, keine Preiserhöhung, kein Rauchverbot in öffentlichen Gebäuden, keine großlettrige Warnung auf der Zigarettenpackung hat so viel Kraft, einem das Rauchen zu vermiesen, wie diese Kabinen, die die Behaglichkeit eines Gefangenentransporters in einem Unrechtsstaat verströmen. Man steht in einem blindgerauchten Glaskasten, registriert durch den Nebel aber noch die völlig zurecht mitleidigen Blicke der drumherum von da nach dort Eilenden, niemand spricht ein Wort in diesen Kabuffs des Grauens, es ist die reine Sucht, die da verwaltet wird, die in diesen Kabinen tapfer gerauchten Zigaretten sind keine Anlass-Zigaretten, sie stehen für nichts als sich selbst, werden nur um des Rauchens willen geraucht, ohne jeden Zauber. Man blickt sich um in diesem unmenschlichen Freak-Terrarium und denkt, exakt so sah es wahrscheinlich im Kopf von Helmut Schmidt aus. Man erkältet sich sofort, weil der Rauch mittels rabiater Entlüftungsanlagen weggesaugt wird. Die Zigaretten schmecken in diesen Kabinen anders als sonst, nämlich gar nicht, kaum einer dort raucht seine Zigarette zu Ende, aus den Aschenbechern qualmt es, weil die Raucher nicht mal den normalerweise so kontemplativen Moment des Zigarettenausdrückens hier erleben wollen, gedemütigt und mit tränenden Augen wanken die Raucher hinaus. Noch deprimierender ist das Rauchen wirklich nur neben an Beatmungsschläuchen angeschlossenen, bademanteltragenden Rauchern am Hintereingang einer Krebsstation.

09:49

Pausenklingel von der Schule nebenan, das Kindergeschrei reißt mich aus der Konzentration, aber das ist nicht schlimm, im Gegenteil, ein willkommener Anlass für Zigarette Nummer 6.

10:31

Neue Schachtel öffnen. Den Zellophanfaden rundherum abziehen, ein immer wieder schönes Geräusch, das elektrisch aufgeladene Zellophan bleibt an der Hand hängen; das Deckpapier abreißen, 19 frische Zigaretten schauen mich freundlich an. Vorderste Reihe, ja, du da, in der Mitte, mit dir fange ich an. Du bist Nummer 7.

11:09

Das Telefon klingelt. Ich entzünde Zigarette Nummer 8 und nehme das Gespräch an. Beim Telefonieren muss man ja rauchen. Weniger rauchen wäre gut, klar, aber es wäre mindestens ebenso gut, wenn alle Menschen deutlich weniger telefonierten, zumindest an öffentlichen Orten: In der Bahn, in Restaurants, Cafés, Wartehallen, einfach überall, wo Menschen sich versammeln, sollte es einen weitreichenden Nichttelefoniererschutz geben. Die unangenehmen Folgen des Passivtelefonierens werden vom Gesetzgeber nicht ausreichend berücksichtigt.

11:27

Die Sonne, da ist sie! Der Himmel dicht bewölkt, aber der Balkonstuhl wirft einen deutlichen Schatten. Ein perfekter Grund, kurz mal auf den Balkon zu gehen, dort eine Zigarette (Nr. 9) zu rauchen, Gesicht in der Sonne, das geht, wenn ich die Vorhersage richtig verstanden habe, dann erst in 5 Tagen wieder.

Die Zigarette hält länger als der kurze, wohl irrtümliche Sonnenschein.

11:56

Der erste Tiefpunkt dieses Tages, totale Müdigkeit plötzlich, extreme Unzufriedenheit mit dem Text, an dem ich herumschreibe. Meine 10. Zigarette am diesjährigen Weltnichtrauchertag verschafft mir etwas, tja, kann man das Luft nennen? Distanz. Was täte ich jetzt als Nichtraucher? Also, außer nicht zu rauchen? Ich habe noch nie versucht, mit dem Rauchen aufzuhören, aber ich kenne Menschen, die es probiert haben, sogar einige, denen es gelungen ist, und sie alle sagen, der Nikotinentzug sei kein großes Problem, die wahre Klippe bestehe darin, die Gewohnheiten zu ändern, irgendetwas muss man sich in den Mund stecken in den Momenten, in denen das bislang die Zigarette war. Als beliebte Ersatzstoffe gelten, mit den entsprechenden Folgen, Schokolade und Fingernägel.

12:14

Nächste (Nr. 11).

12:35

Nummer 12, es läuft jetzt wirklich gut, das Rauchen.

13:06

Die Sonne wieder, ich leere den Aschenbecher, setze mich kurz auf den Balkon, und wenn ich mir dort keine Zigarette (Nr. 13) anzünden würde, woher wüsste ich dann, wie lang ich dort pausieren darf? Eine Zigarettenlänge ist die perfekte Zeiteinheit dafür. Lang genug, um gedanklich ein bisschen abzuschweifen, aber auch so kurz, dass die Konzentration anschließend nicht erst mühsam wiederhergestellt werden muss.

13:52

Ich habe Hunger. Also rauche ich eine (Nr. 14), das mindert den Appetit.

14:17

Text ausdrucken, lesen. Nicht ohne meine Zigarette Nummer 15.

14:58

Draußen Mittagessen, anschließend eine Zigarette (Nr. 16). Nach dem Essen Zähneputzen, ja, wenn möglich, aber immer auch rauchen, unbedingt. Die Zigarette nach dem Essen ist die ritualisierteste von allen; jene legendäre »danach« meint zwar gemeinhin ein anderes »davor« als Essen, aber gilt nicht Essen als der Sex des Alters? Wer allerdings ausschließlich nach dem Essen raucht und sich das ekelhafte Wort »Genussraucher« anheftet, hat das Prinzip Rauchen überhaupt nicht verstanden.

15:31

Eine halbe Stunde zu früh im Café, in dem ich gleich einen großen deutschen Theatermann treffe, der das Rauchen gesundheitsbedingt aufgeben musste, natürlich werde ich in seiner Anwesenheit nicht rauchen, ich bin ja nicht Helmut Schmidt, ich werde sogar meine Zigaretten verstecken. Aber bis er kommt, ist natürlich noch genug Zeit für Nummer 17.

15:42

Unwetter bricht los, also hinein, eh gut, genug geraucht.

17:33

Fertiggeredet, Verabschiedung, durch den

Regen nach Hause, das Vordach eines Kleidungsgeschäfts gewährt kurz Trockenheit und die Möglichkeit für Nummer 18.

17:49

Der Aschenbecher auf dem Balkon der Schreibwohnung vollgeregnet, ein paar Zigaretten schwimmen darin, es regnet und regnet, und dieser Aschenbecher bietet ein melancholisches Bild; man hatte anderes mit ihm vor, und nun also das – ja, mit diesem Aschenbecher kann sich jeder Mensch identifizieren. Um ihn zu trösten, rauche ich Zigarette Nummer 19 in ihn hinein. Die abgerauchte Zigarette erlischt zischend im traurigen Aschenbecher, und auch ich werde sentimental: Hier war es immer schön, hier durfte ich rauchen, aber der Mietvertrag endet, ich muss die neue Bude besichtigen, gleich ums Eck.

18:31

Das mit der Wohnung war nix – der Makler stand vor dem Haus, im Regen, und sagte, er habe schlechte Nachrichten: Die bisherige Mieterin, mit der heute die Übergabe geplant gewesen war, weigere sich, die Wohnung zu verlassen. Sie sitze auf dem Fußboden und weine, es sei, sagte der Makler, »alles sehr emotional«. Das klingt einerseits furchtbar, andererseits gut, weil die Wohnung ja dann wirklich schön zu sein scheint, wenn der Abschied so schwerfällt. Der Makler sagt, er müsse jetzt eventuell die Polizei rufen, er melde sich, wenn die Angelegenheit ausgestanden sei. Ich bekräftige mein Interesse, gebe mich großzügig, kein Problem, bin gern durch den Regen hergekommen; Mieter und Makler müssen sich ja grundsätzlich ein bisschen gegenseitig anlügen. Zu Hause übe ich, nur noch auf dem Balkon zu rauchen. Der Balkon zu

Hause ist überdacht, und man sitzt dort speziell bei Regen sehr gut; ich ziehe an Zigarette Nr. 20. Ja, doch, wenn die Wohnung gut ist, nehme ich sie und rauche ausschließlich auf dem Balkon. Ohne Begrenzungen und Einschränkungen sind Laster ohnehin witzlos.

21:42

Balkon, letzte für heute. Es sind 21 geworden an diesem Weltnichtrauchertag, der in den Nachrichtensendungen zum Anlass genommen wurde, wieder mal auf die Gefahren des Rauchens hinzuweisen. Viel wirkungsvoller wäre es, auch außerhalb von Flughafengebäuden möglichst viele entwürdigende Raucherkabinen aufzustellen. Ich werde aufhören, irgendwann, weil man mit allem irgendwann mal aufhören muss, sei es, beispielsweise, das permanente Erteilen staatsmännischer Ratschläge oder das Rauchen; alles hat seine Zeit, und wer diese Grundregel missachtet, wird zur lächerlichen Figur. Auf dem Balkon zu rauchen gefällt mir, ich werde den Makler diesbezüglich nicht anlügen, es gibt kein Problem.

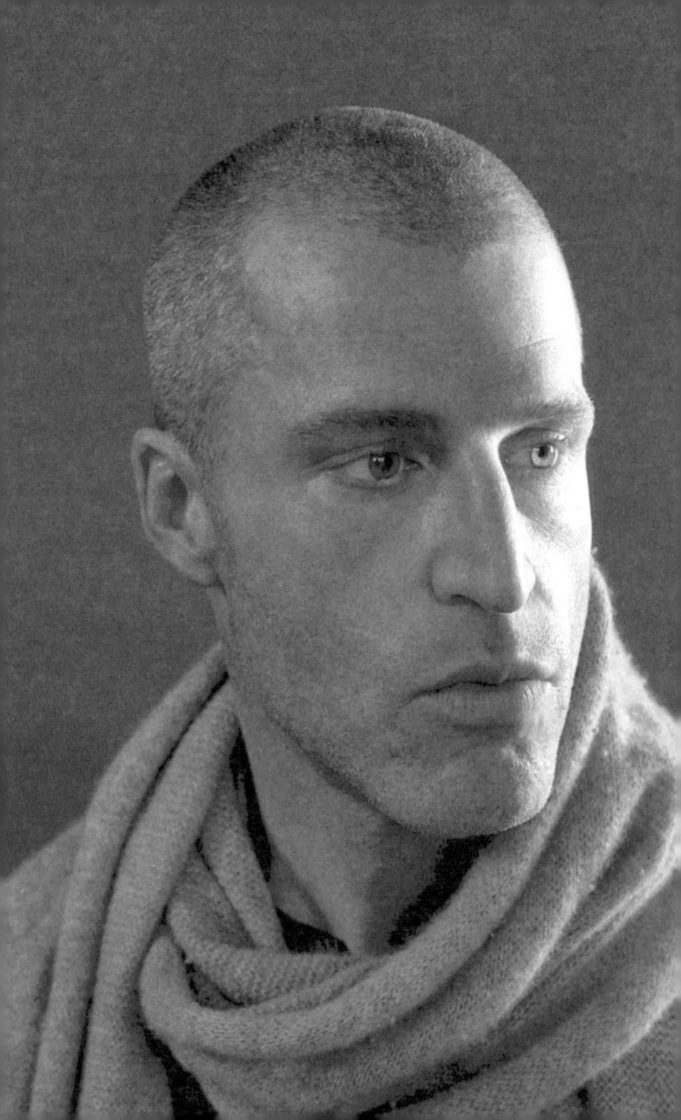

»Ich habe lange nichts gelesen, was mich so berührt hat, es ist klug, schnell, poetisch, komisch und vor allem ist es wahr.
Ferdinand von Schirach

»Eine brillante Erzählung über die Obsessionen unserer westlichen Kultur.«
Der Spiegel

»Ich bin ja eher ein bürgerlicher Mensch, aber eines weiß ich nach diesem grandiosen Buch gewiss: Ich habe eine Menge verpasst!«
Joachim Meyerhoff

»Ein großes Buch, ein Buch, das bleiben wird.«
taz

Benjamin von Stuckrad-Barre,
1975 in Bremen geboren.

Bücher bei Kiepenheuer & Witsch:

»Soloalbum« (1998)
»Livealbum« (1999)
»Remix« (1999)
»Blackbox« (2000)
»Transkript« (2001)
»Deutsches Theater« (2002)
»Festwertspeicher der Kontrollgesellschaft – Remix 2« (2004)
»Auch Deutsche unter den Opfern« (2010)
»Panikherz« (2016)

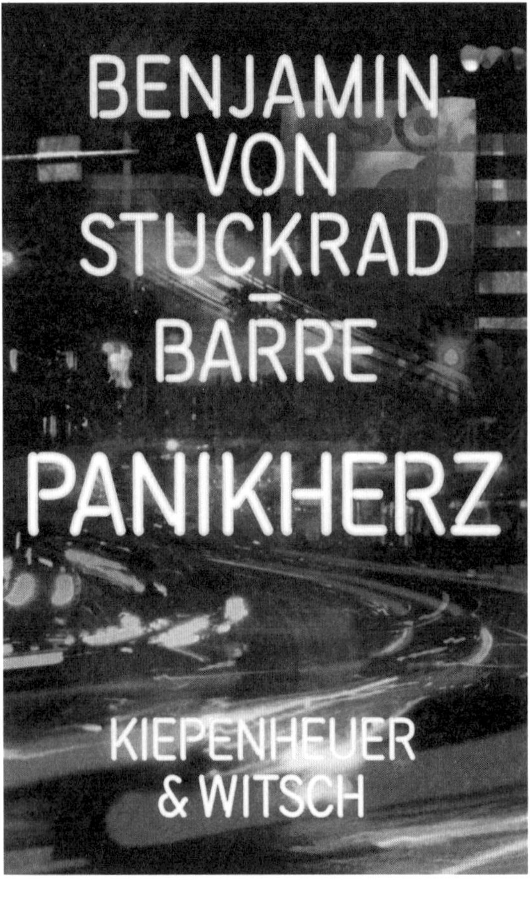
BENJAMIN VON STUCKRAD – BARRE
PANIKHERZ
KIEPENHEUER & WITSCH